ÉTUDE

DU

GELSEMIUM SEMPERVIRENS

ET DE SON ACTION

DANS LE TRAITEMENT DES NÉVRALGIES

PAR

Jules EYMERY-HEROGUELLE,

Docteur en médecine de la Faculté de Paris.

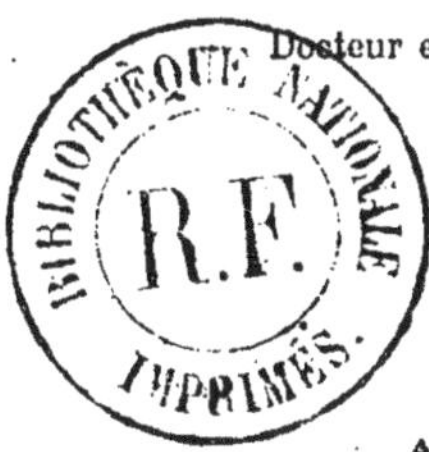

AVEC FIGURES

PARIS

OCTAVE DOIN, LIBRAIRE-EDITEUR

8, PLACE DE L'ODÉON.

—

1877

ÉTUDE

DU

GELSEMIUM SEMPERVIRENS

ET DE SON ACTION

DANS LE TRAITEMENT DES NÉVRALGIES

PAR

Jules EYMERY-HEROGUELLE,

Docteur en médecine de la Faculté de Paris.

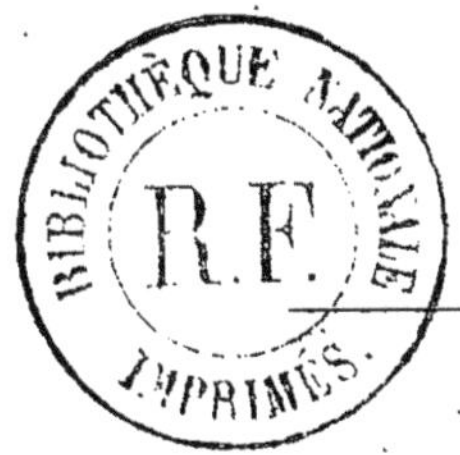

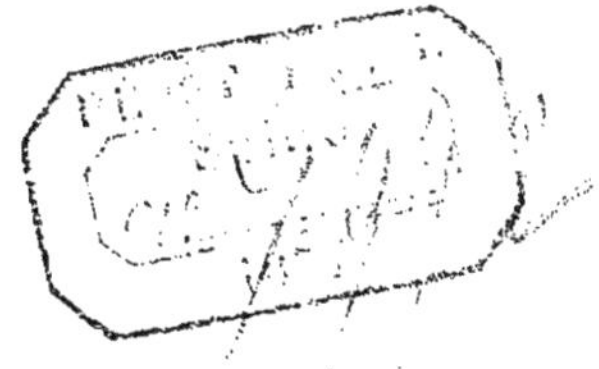

PARIS

OCTAVE DOIN, LIBRAIRE-EDITEUR

8, PLACE DE L'ODÉON.

—

1877

A MA MÈRE

A LA MÉMOIRE

DE MON PÈRE

A CELLE DE MA GRAND'MÈRE

A CELLE DE MON ONCLE Pierre EYMERY

A MES PROCHES

A MES AMIS

ÉTUDE

DU

GELSEMIUM SEMPERVIRENS

ET DE SON ACTION

DANS LE TRAITÉMENT DES NÉVRALGIES

DU GELSEMIUM SEMPERVIRENS.

Cette plante est entrée depuis quelques années dans la pratique médicale américaine; elle y a reçu le nom d'*Electrical febrifuge*, à la suite de ses merveilleux effets dans un cas de fièvre bilieuse.

Sa racine, la partie encore aujourd'hui la plus usitée, avait été administrée par erreur à la place d'une autre substance; elle produisit une complète résolution musculaire au point que le patient ne pouvait imprimer le moindre mouvement à ses membres, ni même ouvrir les yeux; mais, au bout de quelques heures, le malade reprit peu à peu ses facultés, et la fièvre ne reparut plus.

Le Gelsemium sempervirens porte encore les désignations ci-après :

Anonymus Sempervirens, Walt.
Bignonia Sempervirens, Linn.
Lisiauthus Sempervirens, Mill.
Gelsemium Nitidum, Mich 1803.
Gelsemium Lucidum, Poir.

De Candolle l'a rangé parmi les Loganiacées. De Caisne l'a mis au nombre des Aponycées. Chapniau en a fait une Rubiacée.

D'autres auteurs ont classé le Gelsemium parmi les Scrophulariacées, les Bignoriacées et les Gentianacées.

PARTIE BOTANIQUE.

M. A. de Candolle et MM. Bentham et Hooker, qui se sont occupés beaucoup de l'étude de cette plante, l'ont rangée dans la famille des Loganiacées dont elle a tous les caractères principaux et en ont fait le type d'une tribu des Gelsemiés; à lobes de la corolle imbriquée dans la préfloraison, à style divisé en deux branches linéaires bifides et à capsule bivalve, à déhiscence septicide. Trois espèces seulement constituent actuellement le genre Gelsemium. Elles ont pour caractères communs, génésiques, des carpelles contenant de nombreux ovules, des graines suborbiculaires, entourées d'une aile large et une tige volubile.

Le Gelsemium habite surtout les terrains unis des côtes et des bords des fleuves, dans la Virginie, la Caroline, la Géorgie, la Floride, et même le Mexique.

C'est un arbuste grimpant, glabre et lisse, à feuilles opposées, entières, persistantes d'après les auteurs anciens, caduques pendant l'hiver, d'après Catesby, simples, entières, ovales ou lancéolées, luisantes, munies d'un pétiole très-court. Les fleurs sont belles, jaunes, très-odorantes, disposées en cymes axillaires parfois réduites à une seule fleur, ordinairement formées de 3 à 5 fleurs portées par des pédicelles munis de plusieurs bractées. Les fleurs sont régulières, hermaphrodites, à réceptacle convexe. Le calice est gamosépale, à 5 divisions profondes, imbriquées dans la préfloraison, sèches sur les bords. La corolle est infundibuliforme, dilatée au niveau de la gorge, à cinq lobes imbriqués dans le bouton. L'androcée se compose de cinq étamines soudées au tube de la corolle, incluses, à anthères oblongues, sagittées, biloculaires, introrses, déhiscentes par deux fentes longitudinales. Le Gynécée est formé de deux carpelles unis en un ovaire oblong, biloculaire, surmonté d'un style filiforme, long, bifide, chaque branche étant elle-même bilobée et couverte sur la face interne de pupilles stigmatiques. Chaque loge ovarienne contient de nombreux ovules insérés dans l'angle interne de la loge sur trois ou quatre rangées verticales. Le fruit est une capsule elliptique, aplatie, biloculaire, déhiscente en deux valves septicidés, creusées en carène; chaque loge contient cinq ou six graines aplaties, larges, orbiculaires, rugueuses et tuberculeuses, entourées d'une aile à bord déchiqueté, contenant un albumen charnu, et un embryon droit à cotylédons ovales, aplatis, courts, et à radicule cylindrique.

HISTORIQUE.

Le rhizome et la racine de Gelsemium sont depuis longtemps employés dans l'Amérique du Nord contre les fièvres intermittentes concurremment avec la quinine et dans les affections inflammatoires des enfants. Mais son étude chimique et physiologique n'a été faite que dans ces dernières années et son emploi thérapeutique assez répandu en Angleterre et en Allemagne est est encore très-restreint en France. Il a surtout été tenté à Paris par M. Dujardin-Beaumetz.

DESCRIPTION.

On trouve dans le commerce la racine véritable et le rhizome du Gelsemium mélangés et aucune expérience n'a encore été faite sur la valeur relative de ces deux parties de la plante. Elle sont aussi parfois mélangées de fragments de la tige aérienne.

Les trois portions axiles de la plante sont souvent expédiées en

Angleterre à l'état de fragments très-petits et mélangés, comprimés à l'aide d'une presse hydraulique. On les trouve aussi en fragments longs de 5 à 10 et même 20 centimètres ou davantage.

Les fragments des rameaux aériens sont faciles à distinguer à la présence d'une cavité centrale produite par la destruction de la moelle, à leur coloration pourpre, et à la structure de leur écorce, dont le liber est constitué par des fibres souples et longues semblables à celle du chanvre.

Les fragments de rhizome ont un diamètre de 1 à 3 centimètres environ ; ils sont généralement droits, colorés extérieurement en brun jaunâtre clair, avec des rayures longitudinales plus foncées. Ils offrent parfois de distance en distance des ramifications assez volumineuses et des racines adventives, grêles, longues et souples. Sa cassure est fibreuse. Sur la coupe transversale, on voit à l'œil nu, comme le montre la figure 2, une écorce mince, fibreuse ; un bois de coloration brunâtre traversé par des rayons médullaires blancs de longueur inégale, plus larges vers la périphérie que vers la portion interne du bois ; une moelle centrale peu épaisse, mais nettement visible à l'œil nu et plus foncée en couleur que le bois.

Les fragments de racine se distinguent sans peine à l'absence de moelle. Leur diamètre ordinaire est de 1 à 2 centimètres environ. Les gros fragments sont rarement ramifiés, mais on trouve à leur surface un assez grand nombre de petites racines filiformes jaunâtres, assez résistantes et rigides. Les fragments sont souvent tordus sur eux-mêmes. Sa surface extérieure est très-rugueuse, marquée de crevasses et de sillons irréguliers, longitudinaux, avec de nombreuses cicatrices de petites radicules. Sa coloration est d'un jaune grisâtre plus ou moins foncé. Sur une coupe transversale de la racine, on distingue à l'œil nu une couche corticale mince, jaune brunâtre, très-adhérente au bois, et une partie centrale ligneuse, colorée en jaune clair, traversée par

des rayons médullaires blancs très-inégaux en longueur, s'amin-
cissant à mesure qu'ils s'enfoncent davantage dans le centre du
bois. Lorsqu'on mouille la surface de section, les rayons médullaires se détachent plus nettement en blanc sur le fond du bois,
dont le jaune devient plus vif avec une teinte brun clair au centre.
On peut alors suivre à la loupe et même à l'œil nu les rayons
médullaires jusque dans la couche interne de l'écorce. Le rhizome et la racine de Gelsemium n'ont aucune odeur particulière
marquée. Leur saveur est un peu amère, surtout celle de l'écorce

STRUCTURE MICROSCOPIQUE DE LA PLANTE.

Un fragment de racine de Gelsemium sempervirens ayant 2 centimètres et demi de diamètre offre la structure suivante : Sur une
coupe transversale examinée à un faible grossissement, on voit
en dedans de l'écorce un cercle de faisceaux fibro-vasculaires pressés les uns contre les autres et se prolongeant jusqu'au centre de
la racine où existent de nombreux vaisseaux ; les faisceaux sont
nettement cunéiformes et séparés par des rayons médullaires très-
larges dont les uns se prolongent jusque vers le centre de la
racine, tandis que d'autres n'ont qu'une longueur beaucoup
moindre.

L'écorce offre de dehors en dedans, ainsi que le montre la figure 3, 1° une couche de suber assez épaisse, formée de cellules
quadrangulaires, aplaties, vides, à parois brunes et sèches; 2° une
couche de parenchyme corticale, relativement peu épaisse, formée
de cellules allongées tangentiellement, à parois minces et blan-
ches; 3° un liber dont les faisceaux sont séparés les uns des autres par de très-larges rayons médullaires à cellules quadrangulaires, allongées dans le sens du rayon. Les faisceaux libériens
sont formés de fibres irrégulières à parois minces, et de parenchyme dont les éléments paraissent sur la coupe transversale dis-

posés en couches irrégulièrement concentriques. Entre les éléments du liber et le bois de chaque faisceau existe une couche de procambium à éléments petits et pressés les uns contre les autres. Le contour extérieur du faisceau libérien est nettement indiqué par cette direction des éléments et convexe en dehors. Les faisceaux ligneux sont cunéiformes, à bords latéraux droits, et à bord externe concave en dehors ; ils sont séparés les uns des autres par de larges rayons médullaires qui contiennent directement en dehors ceux du liber et offrent la même organisation. Un petit nombre de faisceaux seulement se prolongent jusqu'au centre de la racine, les autres sont de longueur très-inégale. Chaque faisceau est formé de fibres ligneuses fusiformes à parois très-épaisses, à cavité linéaire, à contour quadrangulaire ou polygonal sur la coupe transversale. Au milieu du fibreux sont distribués de très-nombreux vaisseaux larges arrondis, à parois épaisses et ponctuées.

Le centre de la racine offre des fibres ligneuses très-pressées les unes contre les autres et des vaisseaux de plus en plus étroits à mesure qu'ils sont plus rapprochés du centre. Les cellules de l'écorce contiennent de nombreux grains d'amidon arrondis, un petit nombre de cristaux d'oxalate de chaux. Les fibres ligneuses renferment une matière résineuse colorée en jaune clair.

COMPOSITION CHIMIQUE.

La tige souterraine du Gelsemium a été l'objet de nombreuses études chimiques. En 1870, le Dr Wormby en a retiré l'acide gelséminique en épuisant l'extrait fluide par l'alcool, reprenant par l'eau pour précipiter la résine et ajoutant au liquide aqueux de l'acide chlorhydrique. Cet extrait chlorhydrique, agité avec de l'éther, lui cède l'acide gelséminique ; on l'obtient impur par l'évaporation de l'éther. Pour le purifier, on le transforme en sel de plomb, et par un courant d'hydrogène sulfuré on en isole l'acide gelséminique en cristaux aiguillés, groupés de diverses façons, incolores, inodores, à peu près insipides, saturant bien les bases.

L'acide gelséminique est très-soluble dans le chloroforme et l'éther; l'eau froide ne dissout qu'un millième de son poids; l'eau bouillante en dissout davantage et le dépose à l'état cristallisé. En refroidissant, il donne un précipité de couleur jaune par le bichlorure de mercure, un précipité jaune brun par le nitrate d'argent.

M. Fredigke en a obtenu 2 gr. 47 de 373 grammes de racines en opérant comme il suit : La racine réduite en poudre a été soumise à des décoctions répétées, avec l'eau les décoctés ont été filtrés bouillants, après quoi on les a réduits à un petit volume; cet extrait a été agité à plusieurs reprises avec de l'éther, et ce liquide a laissé l'acide gelséminique par son évaporation.

L'acide gelséminique possède deux propriétés remarquables :

1° Les solutions alcalines sont fluorescentes à un haut degré. Une solution à un millionième d'acide gelséminique offre une fluorescence bleue sensible à la loupe éclairée par un rayon solaire.

2° L'acide gelséminique se sublime sans décomposition. Quand on le chauffe avec précaution au-dessus de 100 degrés centigrades, ses vapeurs se condensent sous la forme de brillants cristaux prismatiques. Cette opération ne réussit bien que sur de très-minimes quantités de matière.

Sous le nom de Gelseminia ou Gelsemine, M. Fredigke a extrait du Gelsemium en alcaloïde solide, incolore, inodore, possédant une saveur amère, encore sensible dans une solution au millième. Ce corps n'a pas été obtenu à l'état cristallin, se dissout dans 25 parties d'éther, dans le chloroforme, le sulfure de carbone; il est peu soluble dans l'alcool et à peine soluble dans l'eau. L'eau acidulée par l'acide chlorhydrique le dissout aisément, et les alcalis le précipitent de sa solution acide. Ses sels (sulfate, azotate, acétate) sont très-solubles dans l'eau ; vers 100 degrés centigrades, ils fondent et donnent en refroidissant une masse vitreuse. A une température plus élevée, la Gelsemine se volatilise et se condense en petites gouttelettes sur les parois du tube. La Gelsemine pré-cipitée de ses sels par un excès d'alcali passe peu à peu du blanc au rouge-brique. Le bichlorure de mercure la précipite en blanc; le tannin, l'acide carbazotique, le biiodure de potassium, le bi-chlorure de platine, l'iodhydrargyrate de potassium et le chlorure d'or donnent un précipité dans les solutions qui ne renferment qu'un millième de grain. L'acide sulfurique concentré produit avec la Gelsemine ou l'un de ses sels une coloration rouge brun qui passe au pourpre par une légère élévation de température.

Pour obtenir la Gelsemine, M. Fredigke concentre l'extrait aqueux qui a servi à l'extraction de l'acide gelsémique par l'éther et l'agite avec le double de son volume d'alcool fort. La matière gommeuse se précipite; il filtre et réduit le liquide alcoolique à un petit volume; cela fait, il ajoute de la potasse pour mettre l'al-caloïde en liberté; en agitant avec du chloroforme ou de l'éther, il enlève l'alcaloïde.

DE L'ACTION PHYSIOLOGIQUE DU GELSEMIUM.

Le professeur Sydney-Ringer et le Dr Murrell rapportent dans (*the Lancet* 1875) les expériences qu'ils ont pratiquées sur des grenouilles.

Modus faciendi. Ils firent une injection d'une solution aqueuse d'alcaloïde au voisinage du réservoir lymphatique postérieur. Les phénomènes qu'ils observèrent ensuite furent de l'apathie, la di-minution des mouvements volontaires et réflexes, la grenouille restant dans la position où on la mettait. Si on la plaçait sur le dos elle y restait une ou deux minutes, et par un effort se replaçait ensuite lentement sur le ventre ; après s'être reposée toutefois pendant l'exécution de ce mouvement un peu sur le côté, en touchant ses yeux, ils se fermaient, et quelques minutes s'écoulaient Ainsi avant qu'elle pût les rouvrir, et alors l'élévation des paupières supérieures se faisait très-lentement. Puis les mouvements volontaires et réflexes diminuant de plus en plus il arriva un moment où l'animal devint tout à fait immobile et flasque, où ses membres restaient dans toutes les positions où on les plaçait. Lorsqu'on venait à pincer un peu fortement quelque partie de son corps, il ne faisait alors que de très-faibles efforts pour échapper aux souffrances qu'on lui faisait endurer.

Pari passu, avec ces phénomènes du côté du système nerveux s'en ajoutèrent bientôt d'autres du côté de la respiration, les mouvements respiratoires diminuèrent, puis finirent par cesser avec les mouvements des membres, le cœur continuant encore de battre pendant longtemps après la cessation de tous ces mouvements. La rapidité avec laquelle les symptômes d'intoxication apparurent et la terminaison ultime ont varié avec la dose administrée dans les différentes expérimentations pratiquées par ces messieurs. Ainsi 12 gouttes de l'extrait liquide injectées sous la peau d'une forte grenouille produisirent une telle perte de puissance volontaire que trois minutes après l'injection l'animal était incapable de se retourner et que deux heures et demie après il mourait. A la dose de 5 gouttes quelques heures habituellement s'écoulèrent avant l'apparition d'une paralysie complète, et il arrivait souvent que les grenouilles restaient vivantes mais avec des membres complètement impotents pendant longtemps. Dans un cas où 5 gouttes avaient été données à un de ces batraciens, la vie se prolongea jusqu'au dixième jour, époque à laquelle il survint un réel progrès dans le recouvrement à la fois de la puissance motrice et de l'action réflexe. Les effets du médicament semblaient dans ce cas avoir disparu, et les expérimentateurs avaient l'espoir que la grenouille allait redevenir à son état normal.

Une dose de 5 gouttes de la solution de gelsemine au 1|20 donna lieu à des symptômes violents d'empoisonnement en l'espace de quatre minutes.

Quelques grenouilles présentèrent un état mixte particulier. Après l'abolition des mouvements volontaires et réflexes, en irritant l'un des membres on détermina parfois des contractions des extrémités postérieures et de tous les muscles avec ceux du dos. En général en appliquant les électrodes à une extrémité, le muscle touché se contractait seul et les autres restaient inertes mais quelquefois l'état tétanique se produisait pour disparaître en quelques minutes. D'autres fois il n'y avait que des tremblements des muscles, des membres et en particulier des cuisses, et ce tremblement devenait plus violent quand on agitait le corps de l'animal. Ces auteurs supposent que ces deux phénomènes sont dus à l'action du médicament sur la moelle, car ils se produisaient dans les membres postérieurs après la ligature de l'aorte abdominale.

Les expérimentateurs ont recherché ensuite si le gelsemium pour produire de tels effets paralytiques agit soit sur le cerveau soit sur la moelle, ou sur les nerfs moteurs, sur les nerfs afférents ou enfin seulement sur les muscles.

Ils ont démontré que la paralysie de la puissance volontaire et réflexe n'est certainement pas due à l'action du médicament sur les muscles, car après l'empoisonnement, sous l'influence de l'excitation galvanique les muscles de la grenouille se contractaient aussi énergiquement que ceux d'un animal de la même espèce qui n'avait pas été empoisonné par le gelsemium. Ils ont poussé l'expérience plus loin : en différentes occasions ils ont lié l'aorte abdominale, ou la veine et l'artère fémorales ensemble, et dans deux autres expériences ils ont laissé la jambe attachée au tronc seulement par le nerf, après avoir fait la section de tous les muscles et de tous les vaisseaux et ont alors empoisonné la grenouille. Ils ont encore constaté que les muscles soumis directement à l'action du gelsemium se contractaient aussi énergiquement que les muscles mis à l'abri du poison soit par la ligature ou la section des vaisseaux.

Ces auteurs ont prouvé ensuite que le gelsemium n'affecte pas de suite les nerfs moteurs. En différentes circonstances ils ont sur des grenouilles lié les vaisseaux fémoraux, ils les ont ensuite empoisonnées en leur injectant le gelsemium sous la peau au voisinage du réservoir lymphatique postérieur. La paralysie alors apparut aussitôt et devint bientôt aussi complète dans le membre protégé du poison au moyen de la ligature que dans le membre soumis directement à son action, et ils constatèrent alors que les deux nerfs sciatiques avaient le même pouvoir conducteur électrique. Cette expérience démontre bien que le poison n'agit pas sur les extrémités des nerfs moteurs, il peut néanmoins affecter les troncs principaux de ces nerfs situés dans l'abdomen, en effet en cet endroit leur conductivité à la stimulation électrique était diminuée. Il arriva dans cette expérience que le nerf protégé contre l'action du poison exigea à un moment un courant plus fort que l'autre, ce qui était dû peut-être à une diminution de la nutrition par arrêt de la circulation. Suivant ces expérimentateurs la perte des mouvements réflexes n'est pas due à l'effet du gelsemium sur le cerveau, elle n'est pas due non plus à la paralysie des nerfs afférents, car après avoir lié l'aorte abdominale avant d'administrer le poison et avoir ainsi protégé les extrémités postérieures contre son action, ils n'ont pas pu obtenir d'action réflexe de leur part au moyen de l'excitation électrique. Or puisque le gelsenium n'a pas d'effet ni sur les nerfs afférents, il s'ensuit moteurs, ni sur le cerveau, ni sur les nerfs afférents, il s'ensuit suivant ces auteurs qu'il doit agir directement sur la moelle, qu'il détruit la puissance réflexe en agissant sur les cornes postérieures de la moelle, et la puissance volontaire en agissant sur les cornes antérieures.

Tétanos gelséminique. Cet état fut observé par MM. Ringer et Murrell chez les grenouilles après la cessation des mouvements volontaires et réflexes, au bout d'un temps variable, (trois quarts d'heure à une heure en moyenne; mais observé une fois au bout de dix-huit minutes et une autre de huit heures). La respiration cessait avant l'apparition des convulsions. Les extrémités postérieures étaient les plus affectées, l'irritation ne pouvait provoquer un nouveau paroxysme qu'au bout de quelques secondes, comme si la moelle épuisée avait besoin d'un certain temps pour recouvrer sa force. Cet état ne dura que peu de temps, quelquefois une demi-heure seulement, rarement plus de trois heures.

Ces auteurs pensent que cette surexcitation est due aussi à l'action du gelsemium sur la moelle et se demandent si ces deux effets opposés, paralysie suivie de tétanos, sont dus à la même substance, ou si la plante renferme deux substances ayant des propriétés opposées. A la suite d'expériences nombreuses et variées ils concluent que la plante contient deux substances, l'une paralysante et l'autre tétanisante. Les préparations dont se sert M. Ringer contiennent ces deux substances, mais en proportions inégales : l'une, l'*extrait liquide*, contient une plus grande quantité de substance paralysante, et l'autre l'*alcaloïde*, une plus grande quantité de substance tétanisante, de sorte que lorsqu'on administre l'extrait liquide, ce sont les symptômes paralytiques qui prédominent, et les symptômes tétaniques après l'alcaloïde. Dans tous les cas l'agent tétanisant produit son effet plus tard que l'agent paralysant.

RECHERCHES SUR L'ANTAGONISME DE LA STRYCHNINE ET DU GELSEMIUM.

Les résultats obtenus démontrent cet antagonisme, car les convulsions strychniques chez les grenouilles auxquelles on a injecté la strychnine durent deux ou trois jours, tandis que le gelsemium les supprime dans un temps qui varie de vingt-cinq minutes à une heure et demie, si on fait abstraction dans l'évaluation des tremblements simples. Comme l'état produit par l'action combinée de la strychnine et du gelsemium est absolument analogue à celui que détermine le gelsemium seul, les expérimentateurs pensent qu'on peut en conclure à l'existence de deux agents gelséminiques dont le paralysant empêche le tétanisant d'agir avec toute sa force de même qu'il diminue les convulsions dues à la strychnine.

INFLUENCE DU GELSEMIUM SUR LE CŒUR DES GRENOUILLES.

L'influence du gelsemium sur le cœur varie considérablement avec la dose administrée, les effets produits par une forte dose étant très-différents de ceux obtenus par une dose petite ou moyenne.

Dose moyenne (10 gouttes d'extrait liquide). On observa alors un ralentissement progressif des battements, sans irrégularité ; une contraction sensible de l'organe, au bout de douze heures, arrêt complet en systole ; les ventricules étaient très-contractés, petits, durs et parfaitement blancs, les oreillettes étaient flasques et molles, non distendues par le sang, le cœur avait continué à battre longtemps après la cessation de la respiration.

Dose très-forte. En 12 minutes diminution de moitié du nombre des pulsations, le ventricule a augmenté de volume et a pris une teinte sombre. Diminution de la force des contractions ventriculaires, puis irrégularité des battements. Le cœur prend progressivement une teinte de plus en plus sombre, la diastole se prolonge, et dans la systole qui est d'abord complète, le ventricule ne perd jamais sa teinte foncée. Ces modifications cardiaques commencent avant l'apparition des symptômes tétaniques et même avant l'abolition des mouvements réflexes. Le cœur continue à se contracter faiblement pendant près de vingt-quatre heures, le nombre des pulsations diminue graduellement. Après la mort cet organe est distendu, mou, flasque, d'une couleur semblable à celle du foie.

INFLUENCE DU GELSEMIUM SUR LA RESPIRATION.

On observa toujours un ralentissement de la respiration survenant peu de temps après l'injection et avant d'observer aucune modification des mouvements réflexes. Il ne faut pas perdre de vue que chez les grenouilles la respiration cutanée joue un rôle beaucoup plus important dans l'oxygénation du sang que chez les mammifères et que ces animaux ne sont que peu gênés même par l'ablation entière de leurs poumons.

D'autres expériences que j'ai faites sur des animaux à sang chaud ; la première sur un lapin, la seconde sur un cochon d'Inde et dont on trouvera les détails quand je traiterai de l'action toxique du gelsemium, m'ont prouvé que chez ces animaux il se fait : 1° de l'exophthalmie qui doit tenir plutôt à une paralysie des muscles moteurs de l'œil qu'à une congestion du fond de l'orbite tenant à un trouble vaso-moteur ; 2° une paralysie des muscles du cou ; 3° une paralysie des pattes antérieures ; 4° quelque temps seulement après, une paralysie des pattes postérieures ; 5° une diminution notable des mouvements respiratoires ; 6° la cyanose ; 7° le refroidissement ; 8° la mort.

Dans des cas d'empoisonnement observés chez l'homme on a remarqué aussi que l'œil était la première partie affectée. Chez les animaux on a remarqué que lorsque les globes oculaires étaient très-proéminents, l'animal pouvait encore fermer rapidement les paupières, preuve que les muscles moteurs de l'œil étaient affectés avant l'orbiculaire et plus que celui-ci. D'autres expériences ont démontré que ce n'étaient pas les muscles, mais bien les nerfs qui étaient paralysés par le gelsemium ; en outre, on a démontré que cette paralysie n'est que partielle et qu'elle affecte les terminaisons des nerfs avant leurs troncs. Chez l'homme on a observé de plus que la paralysie atteint d'abord la sixième paire, car le droi externe est affaibli avant les autres muscles, et ensuite la troisième paire, les mouvements en dehors, en haut et en bas deviennent impossibles, il y a souvent ptosis.

ACTION DU GELSEMIUM SUR LA PUPILLE.

Cette action varie suivant que le gelsemium est administré à l'intérieur ou instillé dans l'œil. Dans le premier cas il y a contraction, et dans le second cas dilatation. La contraction s'accompagne de diplopie et de cécité et peut augmenter même encore après la disparition de ces symptômes. La dilatation qui commence environ vingt minutes après l'instillation s'accompagne d'une paralysie du muscle de l'accommodation et d'une diminution de la vision. Cette faculté reparaît environ au bout de vingt-quatre heures, mais les pupilles restent dilatées beaucoup plus longtemps quelquefois pendant une semaine et même une quinzaine de jours : tel est ce que rapportent les auteurs. Quant à moi je n'ai jamais pu observer ce phénomène.

ACTION SUR LA CIRCULATION.

Sur 33 séries d'observation, 22 fois le pouls ne subit aucune modification chez l'homme et 11 fois il y eut une légère accélération, de 6 à 12 battements par minute. Ces résultats confirmés par des expériences sur les animaux montrèrent, en outre, que le gelsemium n'a aucune influence sur la pression du sang.

DE L'ACTION DU GELSEMIUM SUR L'HOMME.

M. Ringer, afin de constater les effets du gelsemium sur l'homme, l'a donné dix-sept fois à six personnes à doses suffisantes pour produire des effets toxiques. La teinture dont il se servit était faite avec une partie de racine pour quatre parties d'esprit rectifié, il la donnait par drachme toutes les heures pendant trois heures. Il remarqua après avoir administré le médicament que certaines personnes étaient plus vite influencées par son action que d'autres. Ainsi dans un cas l'expérimentateur observa que deux doses de 20 gouttes données à deux heures d'intervalle produisirent des symptômes bien marqués qui durèrent toute la journée, tandis que, généralement, des doses de 20 gouttes administrées toutes les trois heures pendant vingt-quatre heures produisent les symptômes qu'il décrit. En outre, M. Ringer a donné des doses d'un drachme toutes les heures pendant six heures consécutives sans produire grand effet ; enfin, dans une circonstance, il donna à une jeune femme délicate 20 gouttes de teinture pendant quelques jours en amenant finalement qu'une légère pesanteur de paupières supé-rieures.

A moins que donné à doses dangereuses le gelsemium, suivant cet auteur, affecte d'abord les yeux et le front. Les symptômes, généralement, se suivent dans un certain ordre, non pas sans qu'il y ait d'exception à la règle. Le gelsemium produit très-souvent d'abord de la douleur dans le front qui est bientôt suivie d'étourdissements, de sensations pénibles dans les yeux, et de troubles de la vue. Si la dose du médicament administrée est plus forte il se produit alors de la diplopie sans strabisme apparent, avec une sensation de grande pesanteur dans les paupières supé-rieures, et en même temps avec un peu de contraction des pupilles. Si la dose de gelsemium que l'on donne est encore un peu plus

considérable, alors on voit survenir la chute des paupières supérieures un véritable ptosis. Il arrive souvent dans ce cas que
pour les relever il faut faire un grand et pénible effort. On remarque aussi en même temps une limitation dans les mouvements
des globes oculaires. Dans un cas cette diminution de mouvement
était associée avec un strabisme interne double très-bien marqué.
Ensuite le patient se plaint de faiblesse dans les jambes. L'auteur
raconte qu'il n'a jamais observé chez l'homme d'autres symptômes
que ceux qu'il cite, parce qu'il n'a pas donné de doses plus consi-
dérables de gelsemium. M. Ringer fait remarquer, en outre, que
ce médicament agit probablement chez l'homme sur le centre respiratoire avec moins de force que chez les animaux inférieurs,
que cette substance agit sur les muscles de l'œil, et produit d'autres symptômes avant de manifester son influence sur le centre
respiratoire, que, selon toute probabilité, elle agit sur la moelle
épinière avant d'agir sur le centre respiratoire, qu'elle n'a aucune influence sur l'intelligence, ni sur la sensibilité cutanée ;
qu'elle ne modifie pas la température à moins alors que la dose
donnée étant trop forte, il ne survienne de l'asphyxie. Enfin, comme
je l'ai écrit plus haut, le même auteur a montré que le gelsemium
n'avait presque pas d'action sur le pouls.

DE L'ACTION TOXIQUE DU GELSEMIUM.

Dans une première expérience, je fis sur un lapin de petite
tailles au voisinage de la région lombaire, une injection sous-cu-
tanée de 2 centimètres cubes de la solution préparée avec l'extrait
dont j'ai parlé dans la pharmacologie ; et l'animal mourut intoxiqué
environ deux heures après, sans avoir pu suivre cette fois-là les
phases successives de son empoisonnement. A l'autopsie je trouvai
les bases de ses deux poumons fortement congestionnées, en les
incisant il s'en écoulait une assez grande quantité de sang. Du côté

du cœur l'oreillette droite et le ventricule droit étaient obstrués par un gros caillot mou et noirâtre qui s'étendait dans l'artère pulmonaire. L'oreillette gauche présentait aussi un caillot de même nature qui passant à travers l'orifice mitral, descendait environ jusqu'au niveau de la partie moyenne du ventricule gauche. L'estomac était distendue par une grande quantité d'aliments. Le bout inférieur de l'intestin ne contenait presque pas de matières fécales, mais seulement des gaz. Les méninges cérébrales et rachidennes étaient un peu congestionnées. Le cerveau et la moelle paraissaient sains, mais le bulbe était un peu hyperémié.

Dans une seconde expérience je pratiquai encore sur un lapin de petite taille une injection sous la peau d'un centimètre cube de la même solution au voisinage aussi de la région lombaire. Une demi-heure après l'opération le lapin fut atteint d'exophthalmie assez considérable, puis, tout à coup, et en même temps que se produisait la saillie des globes oculaires, il se fit une paralysie des muscles du cou, au point qu'à partir de ce moment la tête ne quitta plus le sol ; en la soulevant et en la laissant aller elle retombait de tout son poids en s'inclinant soit à droite, soit à gauche. Je remarquai aussi que quand il voulait s'avancer il ne le pouvait plus, qu'il y avait, au contraire, chez lui une tendance au recul. En excitant avec une barbe de plume sa cornée il était dans l'impossibilité d'abaisser sa paupière supérieure pour s'échapper à cette excitation. Puis un moment après ses narines, ses lèvres devinrent bleuâtres, il s'asphyxiait lentement. A la palpation, les battements de son cœur paraissent plus précipités qu'à l'état normal. En lui touchant la tête il la relève par un grand effort, mais elle retombe bien vite, comme si le cou n'avait plus la force de la supporter. Trois quarts d'heure environ après ces premiers accidents l'exophthalmie diminue au point de ne presque plus être apparente. Il éprouvait alors de temps en temps des mouvements convulsifs dans les membres et des tremblements fibril-

laires dans les deux masséters. Puis aussitôt sa patte droite antérieure devint paralysée, sa patte gauche le devint quelques minutes
après. Ses membres postérieurs ne se paralysèrent qu'un quart
d'heure plus tard, et alors son train de derrière restait incliné soit
à droite, soit à gauche, du côté où je le mettais. Sa sensibilité tac-
tile paraissait conservée, car, chaque fois que je le pinçais il cher-
chait à échapper aux manœuvres que je pratiquais sur lui. Une
heure et demie après les premiers accidents de l'intoxication les
muscles du cou qui étaient tout d'abord paralysés se contracturèrent,
puis redevinrent inertes. La paralysie semblait dans cette région
alterner avec la contracture. En lui laissant respirer de l'ammo-
niaque il faisait toutes sortes d'efforts pour se rejeter en arrière,
en poussant des cris très-aigus.

Deux heures après les premiers phénomènes de l'empoisonnement, avec la paralysie de ses quatre membres qui restent étendus
sans pouvoir supporter son corps, apparaît un peu d'anesthésie;
car le lapin, quand on le touche même fortement, ne cherche plus
à éviter l'action excitante dirigée contre lui. La contraction réflexe
a aussi disparu.

Enfin, une heure après, les battements du cœur deviennent plus
petits et très-précipités; il se cyanose davantage, et paraît avoir
une grande gêne de la respiration, car il fait de grands efforts
pour faire agir ses muscles respiratoires. Enfin sa respiration devient insensible, et les battements cardiaques disparaissent les
derniers. Quatre heures et demie environ après avoir reçu l'injection, le lapin mourait.

A l'autopsie, ses poumons sont congestionnés, le cœur droit est
rempli de caillots noirâtres, le cœur gauche est à peu près vide
de sang. Les sinus de la dure-mère sont gorgés de sang noir. Les
méninges sont un peu hyperémiées.

Dans une troisième expérience, je pratiquai sur un cochon
d'Inde de forte taille une injection de 2 centimètres cubes de tein-

ture de gelsemium ; une demi-heure après, comme aucun effet ne se produisait, je lui injectai 2 autres centimètres cubes de teinture au niveau de la région lombaire, l'effet toxique du gelsemium se produisit alors quelques minutes après. Le cochon d'Inde commença tout d'abord à paraître inquiet, à avoir quelques mouvements convulsifs dans les membres. Je n'ai pas remarqué chez lui d'exhopthalmos. Puis sa tête vint à s'incliner du côté gauche, ses pattes antérieures se paralysèrent presque aussitôt après, ce fut ensuite au tour de ses pattes postérieures. Il ne pouvait plus relever la tète, quand je la soulevais elle retombait lourdement de tout son poids sur la table où il était placé ; quand je mettais l'animal sur le dos, il restait dans cette position. Ses pattes postérieures paralysées restaient allongées en arrière ; leurs contractions réflexes avaient disparu. Il avait en outre, dans un grand nombre de ses muscles, des palpitations fibrillaires. Ses muqueuses labiales et conjonctivales, sa peau, se cyanosèrent ensuite peu à peu ; ses mouvements respiratoires, presque nuls, finirent par disparaître, le cœur continuant de battre d'une manière presque insensible. Enfin l'animal mourait refroidi deux heures après lui avoir pratiqué l'injection.

Quand les pattes de l'animal se paralysèrent, le thermomètre introduit dans le rectum qui marquait avant l'expérience 37°,4, marqua alors 36°,1, et la température s'abaissa ainsi peu à peu jusqu'à la mort où elle n'était plus que de 34°,2.

Ces trois expériences démontrent bien l'action toxique du gelsemium, aussi faudra-t-il toujours administrer ce médicament avec circonspection, et ne pas dépasser, autant que possible, les doses assignées des différentes formes sous lesquelles on le donne. Le gelsemium, quoique nouvellement entré dans la thérapeutique américaine, a, en effet, déjà causé la mort de quelques personnes, soit parce qu'il avait été pris par mégarde, soit parce qu'il avait été ordonné à doses trop élevées par des médecins trop audacieux. Le docteur Freeman rapporte, dans un article inséré dans *the*

Lancet du 24 septembre 1873, trois cas de mort par le gelse-mium.

Le premier cas survint dans l'Illinois, en 1860. Un garçon de 3 ans prit par mégarde environ 50 gouttes de teinture de gelse-mium (faite par macération de 4 onces de racine dans une pinte d'alcool) et mourut en deux heures. Les premiers symptômes accu-sés furent la diplopie, une démarche chancelante, et bientôt une résolution musculaire complète.

Le deuxième cas fut celui d'une fille de 9 ans à qui l'on avait prescrit une cuiller à dessert de teinture de gelsemium toutes les deux heures. Elle n'était que peu indisposée ; mais bientôt, après avoir pris la première dose, elle commença à se plaindre de dimi-nution de la vision, de voir trouble, et de perte du pouvoir mus-culaire. Elle mourut avant le moment de la deuxième dose.

Troisième cas. Garçon de 3 ans ; on lui prescrit une potion contenant 60 centigrammes de sulfate de quinine, 2 grammes de teinture de gelsemium, et 10 grammes de sirop à prendre par cuillerées à bouche toutes les deux heures. Après la première dose, prostration des forces, démarche chancelante, mais pas assez pour donner des craintes. On donne la seconde dose : je le vois envi-ron une demi-heure après, je le trouve *mou comme un chiffon*. Pupilles dilatées, écume à la bouche, le cœur battant faiblement et lentement, pouls imperceptible ; il ne pouvait avaler, mais reprit des forces après plusieurs lavements stimulants. Mort une demi-heure après ma visite.

Le Dr Hanna rapporte dans le *Chicago medical Journal*, 1869, la mort d'un enfant de 18 mois après avoir pris de l'extrait liquide de gelsemium. On ne sait pas quelle dose fut prise.

Le Dr Main écrit au *Boston medical and chirurgical Journal*, avril 1869, qu'il prit, par erreur, 2 grammes d'extrait liquide de gelse-mium, et qu'il partit immédiatement pour voir un malade à 8 milles

de là. Avant d'arriver, il devint preque impotent, il perdit entiè-
rement l'action des paupières supérieures, il eut une paralysie
complète des fléchisseurs des mains et des bras, ainsi que des
extenseurs qui étaient cependant moins atteints, puis une anesthésie incomplète des mains et des bras, enfin un embarras de la
parole. Il se guérit par l'application du courant galvanique.

Dans le numéro d'octobre du *Cincinnati Lancet and Observer*, le
Dr G.-S. Courtright, de Lithopolis (Ohio), rapporte un cas d'empoisonnement par la teinture de gelsemium, dans lequel les injections hypodermiques de morphine ont été employées avec succès
Un médecin entre deux âges avait pris par mégarde, au lieu de
teinture de quinquina, 2 drachmes de teinture de gelsemium
dans du whisky. Le trouble de la vision se manifesta rapidement
et à l'arrivée du Dr Courthright les symptômes s'étaient tellement
aggravés qu'on le trouva assis au bord d'une dormeuse, soutenu
par deux personnes, la tête penchée en avant, le menton appuyé
sur la poitrine. Sa respiration était lente (on négligea alors de la
compter); le pouls, très-faible, donnait 98 à 100 pulsations. La
face était congestionnée, les lèvres livides, la bouche en partie
ouverte, et la joue gauche pendante. La langue pouvait encore
faire quelques mouvements, mais ce malade était incapable d'ar-
ticuler une seule parole. L'intérieur de la bouche et de la gorge
était humide, les pupilles dilatées et insensibles à la lumière. Les
yeux étaient immobiles, la sclérotique injectée de sang, et les
paupières pendantes, en sorte qu'il fallait les écarter pour voir les
yeux. Les symptômes ressemblaient à ceux qui sont produits soit
par la belladone, soit pas le gelsemium. La dernière supposition
semblait la plus probable, et on s'efforça de provoquer le vomissement, mais ce fut en vain. Conformément aux principes physio-
logiques, l'injection hypodermique de morphine fut pratiquée à
des intervalles de trois ou quatre minutes, un demi-grain à trois
quarts de grain étant employés à chaque fois, et une dose sem-

blable étant administrée intérieurement. Cinq doses en tout furent données.

Une amélioration dans tous les symptômes fut la conséquence immédiate de ce traitement, et, plus tard, le vomissement se produisit, mais sans qu'il apparût aucune trace de poison dans les matières rejetées. Deux nouvelles doses de morphine furent encore administrées, et après que trois heures et demie ou quatre heures se furent écoulées depuis le commencement du traitement, le malade put rendre compte des circonstances de son empoisonnement. Son intelligence n'avait pas semblé un seul instant troublée. Au moment où le docteur Courtright était entré, il s'était cru sur le point de mourir étouffé, et il sentit qu'il était plus à l'aise quand on lui redressa la tête. Il avait l'estomac vide quand il avait pris le poison, et il s'était écoulé près de deux heures quand la morphine lui fut administrée pour la première fois.

D'après ce dernier cas d'intoxication par le gelsemium, il semblerait que la morphine pourrait, en cas d'accidents de ce genre, jouer le rôle d'antidote. A l'appui de ce fait, je peux citer l'exemple de la femme qui fait le sujet de ma quatrième observation, qui, après avoir pris 2 centimètres cubes de teinture, fut frappée d'accidents assez graves pour envoyer chercher l'interne qui la soulagea bientôt en lui faisant une injection hypodermique de morphine.

PHARMACOLOGIE.

Le principe actif du Gelsemium, la Gelsemine ou mieux l'un des sels solubles dans l'eau de cet alcaloïde, tel que le sulfate de Gelsemine, peut être employé, mais il faudra alors n'en donner que 32 milligrammes et ne pas dépasser la dose de 65 milligrammes, d'après les observations du Dr Grover Coë, car la Gelsemine est un poison énergique; 12 milligrammes de cette substance donnèrent la mort à un fort pigeon.

L'acide gelseminique ne devra pas être employé à plus haute dose que la Gelsemine, car il est dit aussi très-toxique.

On pourra donner la poudre de racine de Gelsemium à la dose de 5 à 20 centigrammes sous forme de pilules ou à prendre en nature dans des cachets médicamenteux.

La forme la plus habituelle sous laquelle on doit administrer ce médicament est celle de la teinture faite avec le rhizome ou la racine de Gelsemium (100 parties d'alcool à 60° pour 5 parties de poudre); il ne faudra pas, en général, dépasser la dose de 2 centimètres cubes qui équivalent environ à 85 gouttes, car on pourrait s'exposer à avoir des accidents, et l'on donnera alors au patient de 1 à 2 centimètres cubes de cette teinture (de 40 à 80 gouttes). La première teinture que M. Dujardin-Beaumetz fit préparer à l'hôpital Saint-Antoine, dont il était arrivé à donner jusqu'à des doses de 6 centimètres cubes, comme on pourra le voir plus loin dans la IV° et la V° observation, que j'ai recueillies dans son service, ne semble pas avoir macéré pendant assez longtemps, car la seconde teinture qu'il fit préparer (100 grammes d'alcool pour 5 parties de poudre de Gelsemium), une fois que la première fut épuisée, était plus énergique, puisque à la dose de 2 centimètres cubes elle produisit des accidents assez sérieux, le 31 mars 1877, chez la femme qui fait l'objet de ma IV° observation.

On pourra aussi faire un sirop de Gelsemium :

> Teinture de Gelsemium,   50 gr.
> Sirop simple........ 1,000 gr.

et en donner une cuillerée à bouche trois ou quatre fois par jour, chaque cuillerée contenant 0,05 centigrammes de poudre de Gelsemium.

L'extrait aqueux peut être aussi utilisé. M. Dujardin-Beaumetz en a fait préparer environ 4 grammes avec 30 grammes de poudre de Gelsemium, et cet extrait, dissous dans 30 centimètres cubes d'eau, fut donné aux malades jusqu'à la dose de 2 centimètres cubes, ce qui faisait environ 20 centigrammes d'extrait. Mais il faudra, quand on emploiera cette préparation qui paraît, du reste, moins bien réussir que la teinture, ne pas dépasser la dose d'un centimètre cube et demi et même un centimètre cube qui contient environ 0,10 centigrammes d'extrait, car, comme on pourra le voir dans ma V^e observation, cette solution, à la dose de 2 centimètres cubes, produisit, le 22 mars, chez le malade qui en fait le sujet, de la diplopie, des troubles de la vue. On pourra aussi employer l'extrait alcoolique à la dose de 0,05 à 0,10 centigrammes.

Obs. 1. — Le nommé Rousset (François), âgé de 60 ans, balayeur, entré le 20 février 1877, salle Saint-Lazare, lit n° 13, dans le service de M. Dujardin-Beaumetz, à l'hôpital Saint-Antoine, ne présente pas d'antécédents héréditaires, n'a jamais eu de maladies, excepté des varices et des ulcères variqueux. Ce malade raconte que depuis un mois environ il souffre du côté droit de la tête, qu'il éprouve des douleurs d'oreilles très-vives, ainsi que de l'odontalgie du même côté ; en examinant sa face l'on remarque que la région massétérienne droite est tuméfiée ; les douleurs du patient sont continues, mais elles deviennent plus violentes vers les quatre heures du soir, durant toute la nuit et produisent de l'insomnie. Les points sus-orbitaire, sous-orbitaire, et mentonnier du côté droit sont douloureux à la pression. Hors cela, l'état général est bon.

22 février. Il prend 5 gouttes de teinture de gelsemium dans une demi-verrée d'eau.

Le 23. Son accès, la veille, au lieu d'être venu à quatre heures du soir, n'a paru qu'à huit heures et a été moins violent.

Le 27. On lui donne 10 gouttes de la teinture.

Le 28. Le malade raconte que son accès est survenu à huit heures, qu'il a été assez douloureux et a persisté plus longtemps qu'à l'ordinaire. Il prend, ce jour-là, 15 gouttes du médicament.

1er mars. L'accès est venu à une heure de l'après-midi, l'a quitté à huit heures du soir, et l'a repris à minuit. On lui donne 20 gouttes de teinture.

Le 2. Son état est toujours le même. On lui donne 15 gouttes de la teinture.

Le 3. Il en prend 20 gouttes.

Le 4. Le malade nous dit que ses douleurs sont arrivées à huit heures, qu'elles ont été moins fortes, et qu'elles n'ont duré que jusqu'à cinq heures du matin. Il en absorbe 25 gouttes.

Le 5. Il va beaucoup mieux; prend 35 gouttes du médicament.

Le 7. On élève la dose de la teinture à 1 centimètre cube et demi.

Le 8. Ses accès ont diminué en intensité et en durée. Il en prend 2 centimètres cubes.

Le 9. Sa névralgie a presque complétement disparu. On lui donne la même dose de teinture que le jour précédent.

Le 10. Il va tout à fait bien et sort de l'hôpital.

Obs. II. — La nommée Herremans (Anne), de Bruxelles, âgée de 37 ans, journalière, de constitution strumeuse, entrée le 17 mars, lit n° 7, salle Sainte-Agathe, dans le service de M. Dujardin-Beaumetz, à l'hôpital Saint-Antoine, n'a jamais fait de maladies, a eu cinq enfants. Actuellement elle est enceinte de trois mois. Elle raconte qu'au mois de janvier dernier elle fut prise d'un intense coryza à la suite duquel elle commença à éprouver de grandes douleurs de tête qui s'exaspéraient, surtout dans la région temporale gauche, et qui s'étendirent bientôt jusque dans l'oreille droite. Cet état a duré ainsi, en s'aggravant chaque jour un peu plus, jusqu'au moment de son entrée à l'hôpital. Actuellement, elle accuse des douleurs vives au niveau des deux pariétaux, dans les deux fosses temporales, dans les deux oreilles et dans toute l'étendue de la région frontale. La pression augmente les souffrances de la malade. Elle entend moins bien de l'oreille droite que de la gauche. Ses accès douloureux reviennent quotidiennement vers les quatre heures du soir, et durent toute la nuit jusqu'à cinq heures du matin. Les points d'émergence des branches principales du nerf de la cinquième paire ne sont points douloureux, excepté peut-être un peu les points sus et sous-orbitaires du côté droit.

19 mars. Prend 10 gouttes de la solution faite avec l'extrait aqueux de gelsemium.

Le 20. La malade n'a pas autant souffert et a dormi pendant presque toute la nuit. On lui donne, dans un peu plus d'eau, 4 centimètres cubes de teinture de gelsémium.

Le 21. Elle prend 1 centimètre cube de la solution faite avec l'extrait aqueux.

Le 22. Elle souffre beaucoup moins de sa névralgie. Elle absorbe 1 centimètre cube et demi de la même solution.

Le 23. La malade a dormi depuis huit heures du soir jusqu'à ce matin. Elle a la figure reposée et est toute heureuse de son amélioration. Elle raconte que la veille, trois heures environ après avoir pris le médicament, en voulant se lever sa vue s'est troublée, qu'elle a éprouvé une espèce de vertige, que les objets lui paraissaient doubles, qu'ils dansaient devant ses yeux. Elle prend ce jour-là deux pilules de poudre de gelsemium de 5 centigrammes chaque.

Le 24. La malade a souffert la veille, à partir de deux heures de l'après-midi jusqu'à quatre heures; puis, après, elle a ressenti de temps à autre quelques élancements peu pénibles. On lui donne ce jour-là un demi-centimètre cube de la teinture.

Le 25. Elle a eu une crise douloureuse dans l'après-midi. La nuit a été bonne. Elle ne prend pas le médicament.

Le 26. La nuit a été mauvaise. Ses douleurs névralgiques, très-fortes, s'accusaient surtout dans la région pariétale droite. Elle prend 1 centimètre cube de la teinture.

Le 27. Elle n'a pas souffert dans l'après-midi d'hier, a bien dormi la nuit; elle était seulement réveillée de temps en temps par des élancements subits qui disparaissaient bientôt. On donne 1 centimètre cube et demi de la teinture.

Le 28. La journée d'hier a été bonne, ainsi que la nuit. Elle a été prise seulement ce matin, vers huit heures, d'un bourdonnement très-fort de l'oreille droite. On lui donne 2 centimètres cubes de la teinture.

Le 29. Journée et nuit très-bonnes. La malade se plaint seulement par instant de quelques élancements douloureux, mais passagers. Elle ne prend pas le médicament.

Le 30. Les douleurs l'ont reprise la veille à sept heures du soir, et ont duré toute la nuit. Elles persistent encore un peu ce matin. Elle absorbe 2 centimètres cubes de la teinture.

2 avril. Elle sort de l'hôpital très-soulagée.

Obs. III. — Le nommé Petagros (Athanase), âgé de 36 ans, charretier, entré le 14 mars 1877, salle Saint-Hilaire, lit n° 30, dans le service de M. Dujardin-Beaumetz, à l'hôpital Saint-Antoine, présentait dans la fosse sous-épineuse gauche tous les signes de l'excavation pulmonaire, avec des sueurs nocturnes, de la perte des forces et de l'émaciation. Entré à l'hôpital pour se faire traiter pour son affection pulmonaire, le patient fut pris, le 27 du même mois, d'une névralgie faciale du côté gauche qui l'empêcha de dormir pendant la nuit. Les points les plus douloureux à la pression étaient les trous sus-orbitaire, sous-orbitaire et mentonnier, points d'émergence des branches principales du nerf trifacial. Il éprouvait aussi des élancements atroces dans l'oreille, et la douleur s'irradiait en même temps dans la fosse temporale gauche et dans le corps de la mâchoire inférieure du même côté. Les gencives étaient douloureuses, mais quand il mangeait les dents ne lui faisaient pas mal. Il souffrait davantage de sa névralgie pendant la nuit.

27 mars. Il prend 1 centimètre cube de teinture de gelsemium.

Le 28. Il souffre encore beaucoup, n'a pas dormi de la nuit; ses douleurs sont continues, et éprouve de temps à autre des élancements dans l'oreille. On lui donne ce jour-là 2 centimètres cubes de teinture.

Le 29. Les douleurs ont beaucoup diminué et le patient a dormi toute la nuit. Il ne prend pas le médicament.

Le 30. Le malade raconte que la veille, à sept heures du soir, ses crises douloureuses ont recommencé et qu'elles étaient surtout intenses du côté de l'oreille. Elles ont duré jusqu'à sept heures du matin. On lui donne 3 centimètres cubes de la teinture.

Le 31. Le malade n'a presque pas souffert, a dormi jusqu'au matin, et comme ses douleurs peuvent être dues à une poussée tuberculeuse du côté du rocher, il ne prend pas de teinture. On lui applique un petit vésicatoire derrière l'oreille.

3 avril. Le malade raconte que depuis qu'il ne prend plus de gelsemium, il souffre davantage; qu'il a pendant la nuit des élancements insupportables dans l'oreille qui l'empêchent de dormir. Il prend 2 centimètres cubes de teinture.

Le 4. Il a passé une bonne nuit et n'a presque pas souffert pendant la journée.

Le 5. N'ayant pas pris le médicament la veille, il a souffert beaucoup pendant la nuit. On lui donne 2 centimètres cubes de teinture.

Le 6. Le malade a passé une bonne nuit. Il reprend la même dose de teinture que la veille.

Le 9. Le malade ayant été pendant deux jours sans prendre de teinture de gelsemium souffre de nouveau, au point, pendant la nuit, d'être privé de sommeil. On lui donne 2 centimètres cubes de la teinture.

Le 10. Le malade a passé une bonne nuit. Il ne souffre plus de l'oreille, par où se fait maintenant un écoulement abondant de matières jaunâtres qui paraissent être du muco-pus.

Le 13. Il continue à souffrir, et prend 2 centimètres cubes de teinture.

Le 14. Il se trouve soulagé.

Le 16. Ses douleurs sont revenues du côté de l'oreille. Il prend encore 2 centimètres cubes de teinture.

Le 17. Il a passé une bonne nuit. Ses douleurs ont diminué. 2 centimètres cubes de teinture.

Le 18. Même état que la veille. 2 centimètres cubes de gelsemium.

Le 20. Eprouvant de nouveau des élancements du côté de l'oreille, il reprend 2 centimètres cubes de teinture.

Le 22. Le malade quitte l'hôpital.

Obs. IV. — La nommée Goïn (Françoise), âgé de 64 ans, ménagère, entre le 3 mars 1877, salle Sainte-Agathe, lit n° 8, à Saint-Antoine, dans le service de M. Dujardin Beaumetz.

La malade, en fait de maladie, n'a eu qu'une pleurésie survenue à la suite d'une fausse couche. Elle est sujette à avoir des douleurs névralgiques au moment de ses menstrues. Elle dit que voici quelques années elle a eu une maladie de peau pour laquelle elle a été admise à l'hôpital Saint-Louis, où elle resta sept semaines. Cette éruption, d'après la malade, était constituée par des écailles, des squames au-dessous desquelles la peau était rouge. Cette éruption recouvrait tout le corps et la face. Elle fut traitée par les frictions à l'huile de cade et à l'axonge. Voilà trois ans, elle fut atteinte de la même affection cutanée, et fut soignée à l'hôpital Saint-Antoine, où elle resta cinq semaines.

Actuellement, elle accuse, depuis deux mois, de la douleur du côté gauche de la face au niveau du front, du nez et dela mâchoire inférieure. Tout d'abordses douleurs étaient sourdes, faibles, mais continues, et provoquées, quand elle ouvrait la bouche soit pour manger, soit pour parler. Elles ont toujours été en augmentant en intensité depuis cette époque. En l'examinant, on voit qu'elle porte au niveau de la région temporale gauche, en avant de l'oreille, les marques d'un vésicatoire qui ne l'a soulagée qu'un jour. La pression sur le nez, dans la fosse temporale, sur la mâchoire inférieure, est douloureuse. L'inspection de la bouche montre que l'arcade dentaire inférieure du côté gauche est dépourvue de dents. La malade a fait, en effet, arracher dernièrement trois grosses molaires de ce côté, parce qu'elle croyait qu'elles étaient la cause de son mal. Cependant la douleur à persisté, elle a des élancements douloureux, et voit de l'œil gauche des mouches volantes, des points noirs. Ses douleurs insupportables empêchent son alimentation, elle ne peut manger que de la soupe. Sa sécrétion salivaire est exagérée, il existe un léger gonflement des paupières du côté malade et une pléiade ganglionnaire le long de la carotide.

5 mars. Elle prend 25 gouttes de teinture de gelsemium.

Le 6. Son état n'a pas changé, elle a cependant un peu mieux reposé pendant la nuit. On lui donne 1 centimètre cube du médicament.

Le 7. Ses douleurs se sont un peu calmées. Elle prend 1 centimètre cube et demi de teinture.

Le 8. Elle ne souffre plus autant quand elle ouvre la bouche. Elle a passé une bonne nuit. On lui prescrit la teinture à la dose de 2 centimètres cubes.

Le 9. Même état que la veille. 2 centimètres cubes et demi de teinture.

Le 10. Les douleurs vont toujours en diminuant; celles qui étaient spontanées ont disparu complétement Elle prend 3 centimètres cubes de gelsemium.

Le 12. Même état que l'avant-veille. 3 centimètres cubes et demi.

Le 13. On lui donne 4 centimètres cubes de la teinture.

Le 14. Des douleurs assez vives sont revenues la veille dans l'après-midi et ont duré jusqu'à six heures du soir. Elle prend 5 centimètres cubes du médicament.

Le 15. Elle va mieux. 6 centimètres cubes de la teinture.

Le 16. Grande amélioration. Même dose que la veille.

Le 17. Injection sous la peau de 12 gouttes de la solution faite avec l'extrait aqueux de gelsemium.

Le 18. La malade raconte qu'elle a souffert beaucoup hier, et qu'elle éprouve des crises douloureuses encore aujourd'hui, principalement dans la région temporale gauche.

Le 19. Elle ressent des élancements pénibles, toujours du même côté. Elle prend un demi-centimètre cube de la solution dans un peu d'eau.

Le 20. Son état ne s'est pas amélioré. On lui donne 1 centimètre cube de la solution.

Le 21. Elle souffre toujours beaucoup, et surtout suivant la direction du nerf auriculo-temporal gauche. Elle prend encore 1 centimètre cube de la solution.

Le 22. Sa névralgie ne tend pas à diminuer. On lui prescrit cette fois 4 centimètres cubes de teinture.

Le 23. La malade va mieux, a dormi assez bien. On lui donne deux pilules de poudre de gelsemium de 5 centigrammes chaque.

Le 24. La malade va beaucoup mieux. On lui donne un demi-centimètre cube d'une teinture de gelsemium, au 1/5, nouvellement préparée.

Le 25. Elle éprouve un grand soulagement.

Le 26. Son état est satisfaisant. Elle prend 1 centimètre cube de la nouvelle teinture.

Le 27. 1 centimètre cube et demi du même médicament.

Le 28. La patiente raconte que depuis hier elle a souffert davantage, et, comme elle est constipée, on lui donne un lavement purgatif.

Le 29. Elle va mieux. On lui donne 2 centimères cubes et demi de la teinture.

Le 30. Elle a souffert davantage pendant la nuit. On lui prescrit 75 centigrammes de sulfate de quinine.

Le 31. Le sulfate de quinine n'a pas produit d'effet, n'a pas soulagé sa douleur Elle reprend 2 centimètres cubés et demi de teinture.

1ᵉʳ avril. La malade raconte que la veille, une heure environ apres avoir pris le médicament, elle fut prise d'étourdissements, que ses paupières supérieures s'abaissaient, malgré sa volonté, comme si elles étaient devenues plus pesantes, qu'elle était obligé, pour voir, de les relever avec les doigts, et qu'alors tous es objets qu'elle apercevait devant elle lui paraissaient doubles. Elle éprouva en même temps des fourmillements et un grand état de faiblesse dans le membre supérieur gauche. L'interne du service, M. Boncourt, qui fut appelé immédiatement, lui donna une injection hypodermique de morphine, qui la soulagea rapidement.

Le 4. La malade, depuis l'accident qu'elle a éprouvé le samedi, va beaucoup mieux. L'acte de la mastication se fait maintenant chez elle presque sans douleur.

Le 5. Même état que la veille.

Le 6. Elle sort de l'hôpital.

Oʙs. V. — Le nommé Person, âgé de 60 ans, corroyeur, entre le 25 février 1877, salle Saint-Lazare, lit n° 27, à l'hôpital Saint-Antoine, dans le service de M. Dujardin-Beaumetz.

Il raconte qu'il a été atteint de syphilis en 1844.

Le 20 janvier de cette année, il dit avoir été pris de douleurs à la partie antérieure de la cuisse gauche, qui ont gagné la région lombaire, ainsi que l'anus, et qui se sont ensuite portées à la jambe et au pied du même côté.

Actuellement, il souffre en marchant au niveau de la région fessière, il existe des points douloureux à la pression à la jambe gauche, au-dessous de la tête du péroné, et au niveau de la malléole externe. Les 2ᵉ, 3ᵉ et 4ᵉ orteils sont comme engourdis. Toutes ses douleurs ont été traitées sans grand succès par des badigeonnages à la teinture d'iode. La nuit, le malade souffre davantage que le jour.

1ᵉʳ mars. Il prend 15 gouttes de teinture de gelsemium.

Le 3. Il en reprend 30 gouttes.

Le 8. Ses douleurs ont diminué; la région fessière est seule douloureuse. M. Dujardin-Beaumetz lui donne 1 centimètre cube et demi de la teinture.

Le 9. Même état que la veille. Il prend 2 centimètres cubes du médicament.

Le 10. 2 centimètres cubes et demi.

Le 12. 3 centimètres cubes.

Le 13. 4 centimètres cubes.

Le 14. 5 centimètres cubes.

Le 15. 5 centimètres cubes et demi.

Eymery.   3

Le 16. Le malade ne souffre plus qu'un peu au niveau de la grande échancrure sciatique gauche quand il marche. Il prend 6 centimètres cubes de la teinture.

Le 19. Il prend un demi-centimètre cube de la solution faite avec l'extrait aqueux de gelsemium.

Le 21. 1 centimètre cube de la solution.

Le 22. 2 centimètres cubes de la solution.

Le 23. La dose donnée au malade était sans doute trop forte, car le patient raconte, qu'un quart d'heure apres avoir pris le médicament, il éprouva de la pesanteur dans les paupières supérieures, qu'il pouvait à peine ouvrir les yeux, qu'il voyait tous les objets doubles et que les malades qui passaient devant son lit semblaient avoir sur la tête deux bonnets de coton au lieu d'un. On lui donne ce jour-là deux pilules de poudre de gelsemium de 5 centigrammes chaque.

Le 24. Son état est satisfaisant. Il prend 1 centimètre cube de la teinture nouvellement préparée.

Le 26. Même dose de teinture.

Le 27. On lui donne 2 centimètres de la teinture.

Le 28. 2 centimètres et demi.

Le 29. 3 centimètres de teinture.

Le 30. Il éprouve toujours une douleur légère au niveau de la grande échancrure sciatique gauche. Il prend encore 3 centimètres cubes du médicament.

Le 31. Même dose de teinture.

2 avril. 2 centimètres cubes de teinture.

Le 3. 2 centimètres cubes de teinture.

Le 4. Sa douleur au niveau de l'échancrure sciatique a presque disparu complètement. 2 centimètres de teinture.

Le 5. 2 centimètres de teinture.

Le 6. 2 centimères cubes de teinture.

Le 7. Il sort de l'hôpital complètement rétabli.

Obs. VI. — Le nommé Bernard (Emile), âgé de 37 ans, charpentier, né à Vignes (Yonne), entré le 3 mars 1877, lit n° 5, salle Saint-Lazare, dans le service de M. Dujardin-Beaumetz, à l'hôpital Saint-Antoine, raconte que voilà deux ans il commença à souffrir du membre inférieur droit, et qu'au bout d'un mois sa douleur se passa après s'être frictionné avec le baume Opodeldoch et après avoir pris un purgatif, il dit n'être resté cette fois-là qu'une semaine alité. Depuis trois mois environ, la douleur a reparu, huit jours avant son entrée à l'hôpital, comme les moindres mouvements de sa cuisse droite lui faisaient ressentir des souffrances atroces, il se mettait au lit. La douleur, en examinant le malade, se trouve localisée sur le trajet du nerf grand sciatique et les points les plus douloureux à la pression sont ceux de la grande échancrure sciatique, de la malléole externe, du dos du pied et des orteils.

6 mars. On donne au malade 2 centimètres cubes 1/2 de teinture de Gelsemium.

Le 7. Le malade nous dit que ses douleurs n'ont pas diminué. On lui donne encore 2 centimètres cubes 1/2 du médicament.

Le 8. Il n'est pas plus soulagé que la veille. Il prend 3 c. c. du même médicament.

Le 9. Son état est toujours le même, il n'y a pas d'amélioration. Alors on se décida à lui appliquer un vésicatoire qui partait de l'échancrure sciatique et qui s'étendait jusqu'à la malléole, ce qui le soulagea beaucoup.

Obs. VII.—La nommée Boudin (Eugénie), âgée de 23 ans, chapelière, entrée le 31 mars 1877, dans la salle Sainte-Agathe, se plaint depuis quinze jours de crampes d'estomac, plus violentes au niveau du creux épigastrique que dans un autre point, aussi de douleurs du côté gauche du thorax au niveau du sixième espace intercostal; et en cet endroit, par la pression, on détermine une douleur assez vive au niveau des points d'émergence postérieur, antérieur et médian du nerf intercostal de cet espace. Cependant le point médian paraît plus douloureux que les autres. La toux, les fortes inspirations et même les mouvements du tronc augmentent la douleur; elle accuse aussi des lassitudes, des faiblesses dans les membres inférieurs. Elle n'a jamais eu de céphalalgie, ni de palpitations; elle n'est généralement pas constipée; elle présente en outre une décoloration de ses muqueuses labiales, gingivales, conjonctivales.

Jeudi 5 avril. On lui donne 1/2 centimètre cube de teinture de gelsemium.

Vendredi 6. 2 centimètres cubes.

Dimanche 8. 2 centimètres cubes.

Lundi 9. La malade souffre beaucoup moins de sa névralgie intercostale. Les mouvements respiratoires sont beaucoup moins douloureux; elle prend encore 2 centimètres cubes de la teinture.

Mardi 10. La malade continue à mieux aller.

Mercredi 11. Elle prend 2 centimètres cubes de la teinture.

Jeudi 12. Elle va bien; elle peut respirer sans douleur.

Vendredi 13. Elle sort de l'hôpital complètement guérie.

Obs. VIII. — La nommée Macis (Florentine), âgée de 22 ans, chapelière, entrée le 16 avril, salle Sainte-Agathe, à l'hôpital Saint-Antoine, se plaignait de douleurs avec élancements du côté droit de la face. Les points les plus douloureux de ce côté étaient sur le trajet du nerf sus-orbitaire et des nerfs dentaires supérieur et inférieur. Suivant ce qu'elle raconte, elle est généralement sujette a être atteinte de névralgie faciale au moment de ses règles. Ses muqueuses labiales, gingivales et conjonctivales sont un peu pâles; elle a aussi de la leucorrhée; hors cela, l'état général est bon. Son appétit ne laisse rien à désirer. Elle ne tousse pas.

Le lundi 16. Elle prend 1 centimètre cube de teinture.

Le mardi 19. Elle ne souffre plus du coté droit de la face, mais c'est maintenant le coté gauche qui est pris et toujours les nerfs frontal et dentaires supérieur et inférieur. 1 centimètre cube de gelsemium.

Le mercredi 18. La douleur siége des deux côtés à la fois. La nuit s'est passée sans sommeil parce qu'elle ressentait des élancements insupportrbles du côté des dents et de la région frontale. On lui donne un centimètre et demi de teinture.

Le Jeudi 19. La malade va bien. Même dose du médicament.

Le vendredi 20. Elle va de mieux en mieux, 1 centimètre cube 1|2 de teinure.

Le samedi 21. Même état. Même dose de Gelsemium.

Dimanche 22. La malade continue à ne plus souffrir.

Lundi 23. Elle quitte l'hôpital complètement guérie.

Obs. IX. — La nommée Joséphine Nauer, âgée de 29 ans, tailleuse de profession, entrée le 14 avril 1877, salle Sainte-Marie, dans le service de M. Dujardin-Beaumetz, lit n. 3. A une paralysie faciale du côté gauche depuis l'âge de 6 ans, qui lui est survenue à la suite d'une chute, elle a deux enfants, et est accouchée du dernier il y a deux mois. L'enfant est venu alors par les pieds. Depuis son accouchement, la malade se plaint d'une douleur dans la région hypogastrique droite, au niveau de l'ovaire, qui s'irradie du côté de la région lombaire et dans l'aine. Cette douleur a augmenté depuis ces derniers jours, la pression l'exaspère, elle a de plus une diarrhée très abondante, ainsi que de la leucorrhée. Le toucher vaginal ne dénote rien de particulier. L'état général est bon. La malade mangé bien et n'a pas perdu ses forces.

Le lundi 16. On lui donne 1 centimètre cube de teinture.

Le mardi 17. Elle souffre moins du côté de la région hypogastrique. 1 centimètre cube 1|2 de teinture.

Le mercredi 18. Les crises névralgiques qui lui viennent généralement vers les

9 heures du soir sont venues le 17 au soir, à 6 heures, et ont été plus violentes que d'habitude, surtout du côté de la région lombaire et de la région hypogastrique. Le flanc du même côté était moins douloureux. Même dose de teinture.

Le jeudi 19. La malade a eu hier des éblouissements pendant une heure. Il lui semblait qu'elle était dans le brouillard ; elle souffre moins ; elle prend la même dose du médicament.

. Le vendredi 20. Même état que la veille, n'a pas eu d'éblouissement, 1 centimètre cube 1|2 de teinture.

Le samedi 21. Hier la malade, d'après ce qu'elle raconte, a eu vers 4 heures de l'après-midi des troubles de la vision, elle voyait des points noirs, a vomi son repas. Ce trouble lui a duré environ une heure. On ne lui donna pas de teinture ce jour-là par mesure de précaution.

Le dimanche 22. La malade a passé une très-bonne journée ; elle raconte avoir eu un étourdissement. La veille, au soir. On ne lui donne pas encore de teinture.

Le lundi 23. Elle souffre beaucoup ce matin ; elle prend 1 centimètre cube de gelsemium.

Le mardi 24. Elle va bien, marche aisément sans ressentir de douleur. 1 centimètre cube 1|2 de teinture.

Le mercredi 25. Même état que la veille. 1 centimètre cube de teinture.

Le jeudi 26. Elle continue à bien aller.

Le vendredi 27. Elle ressouffre un peu ; elle prend 2 centimètres cubes de la teinture.

Les jours suivants, elle n'éprouve plus de douleurs et quitte bientôt l'hôpital.

Obs. X.—Le nommé Schamn (Henri), âgé de 31 ans, garçon de cuisine, entré le 14 avril 1877 à Saint-Antoine, salle Saint-Lazare, pour un embarras gastrique, fut pris le 17 avril vers les dix heures du soir d'un mal de dent qui l'empêcha de dormir pendant toute la nuit. En examinant sa bouche, je trouvai que la seconde petite molaire du côté droit de la mâchoire inférieure était cariée, et c'était justement de cet endroit, d'après le dire du malade, que partait la douleur qu'il éprouvait. Je lui donnai, le même jour, 1 centimètre cube 1|2 de teinture de gelsemium.

Le mercredi 18. Le malade me raconta qu'environ deux heures après avoir pris le médicament la douleur disparut pour ne plus revenir.

Obs. XI. — La nommée Nivert Belzamme, âgée de 66 ans, jardinière, entrée le 5 avril 1877, salle Sainte-Agathe, lit no 19, pour une chute qu'elle avait faite sur les reins, qui avait amené une douleur violente de la région contuse, fut prise, le 25 avril, pendant son séjour à l'hôpital, d'une hémicrânie du côté gauche intolérable, accompagnée de nausées et de vomissements. L'action de la lumière, le moindre bruit exaspéraient les souffrances de la malade.

Le 25. On lui donne 2 centimètres cubes de teinture de gelsemium.

Le 26. La malade raconte qu'une heure après avoir pris le médicament elle s'était trouvée tout à fait soulagée.

Pour compléter la somme des observations recueillies en France touchant l'action du Gelsemium dans le traitement des névral-gies, j'ajouterai celle qu'a envoyée à M. Dujardin-Beaumetz M. le Dr Ortille, de Lille, en la faisant précéder de la lettre [suivante :

Mon cher confrère,

Je vous envoie une curieuse observation de sciatique guérie par le *gelsemium semper virens*. Comme un des premiers en France vous avez expérimenté ce médicament et que c'est grâce à votre bienveillant concours que nous avons pu nous en procurer, il est bien juste que vous partagiez tout l'honneur de la cure.

Votre dévoué,
Dr Ortille, de Lille.

Obs. XII. — Charles M..., 14 ans, sciatique gauche, début, au commencement d'août 1876, traitée sans succès par les liniments calmants et les bains, s'adresse à un homœopathe en octobre, lequel joint au traitement par l'iodure de potassium des vésicatoires morphinés, des frictions avec la benzine, puis emploie l'électricité et enfin n'obtenant pas de résultat l'envoie à Paris prendre des bains de vapeurs résineuses.

Le malade prend 16 bains et revient à Lille avec un appareil pour pouvoir continuer son traitement chez lui. Une amélioration légère survint, mais qui ne dura pas, et les douleurs ne tardèrent pas à reprendre de plus belle, ce qui décida le malade à me faire appeler de nouveau. J'essayai alors, pendant un mois, le phosphure de zinc de Vigier. Le malade prenait trois fois par jour les pilules suivantes :

Phosphure de zinc, 10 centigrammes.
Poudre de réglisse
Sirop   } *au* q. s.
F. S. A.

Je n'obtins aucun résultat. J'eus recours alors à l'essence de térébenthine que j'employai en friction et à l'intérieur sous forme de capsules ; pas d'amélioration. Enfin, je voulus essayer les injections profondes de chloroforme sur le trajet du sciatique ; j'en fis 16 dans la région postérieure de la cuisse. Les injections produisaient une douleur très-supportable et un engourdissement dans le membre, elles amenèrent même une légère amélioration, mais au bout d'un mois l'état n'avait pas changé.

Le 2 mars. Je me trouvai en consultation avec un praticien de Paris, le docteur Kohn, qui me parla des essais que tentait alors dans son service à l'hôpital Saint-Antoine le docteur Dujardin-Beaumetz avec la teinture de gelsemium semper virens et m'engagea à essayer ce médicament qu'il eut la bonté de me faire envoyer de Paris par M. le professeur Mialhe. Je commençai par 5 gouttes matin, midi et soir dans un demi-verre d'eau, en augmentant la dose de 2 gouttes tous les deux jours. J'arrivai à 60 gouttes sans obtenir d'effets appréciables, je portai alors brusquement la dose à 90 gouttes (30 gouttes 3 fois par jour) et obtins une amélioration remarquable. Je maintins le malade pendant environ vingt jours à cette même dose, fis cesser le médicament pendant dix jours, le repris à la dose de 60 gouttes en trois fois pendant deux septénaires et l'abandonnai ensuite, la guérison se maintenant.

Aujourd'hui, 4 juin. La cure est complète, M... marche sans fatigue ni douleur, et il est difficile de ne pas attribuer au gelsemium tout l'honneur de la guérison puisque pendant tout le temps que le malade a suivi cette médication j'ai fait suspendre tous les autres moyens employés.

Aux observations que j'ai pu recueillir à Saint-Antoine, dans le service de M. Dujardin-Beaumetz, qui essaie de traiter les névralgies par le Gelsemium Sempervirens, viennent s'ajouter celles du Dr Cordes, de Genève, celles du Dr Spencer Thompson et un petit nombre d'observations publiées par le Dr Suraszc, de l'Université d'Heidelberg.

Notes cliniques sur le gelsemium semper virens, par M. le Dr CORDES
(de Genève).

OBS I. — Madame S. Lenty, 26 ans, 16 février 1876, névralgie sous-orbitaire
gauche, intense, amenée probablement par un refroidissement et par le séjour
dans un lieu humide. La douleur ne présente aucun caractère périodique, elle a
pour cause déterminante une carie dentaire.

Teinture de gelsemium, 20 gouttes, répéter au bout de 4 heures, si la douleur
n'a pas disparu. La seconde dose a été suivie de l'exaspération de la douleur et de
la production d'une enflure qui a disparu le 18 quand je revois la malade ; mais
la névralgie a cédé, et ne s'est jamais reproduite. Madame Lenty est accouchée en
octobre. Sa névralgie était donc sans doute un de ces phénomènes nerveux si communs pendant la gestation.

OBS. II. — Madame D..., 34 ans, en traitement pour une affection utérine, dia-
thèse goutteuse, névralgie de la face, localisée à droite sans périodicité accusée,
arrachant des cris à la patiente et durant plusieurs heures ; la première dose de
gelsemium est prise le 27 août 1876, 8 gouttes au début de l'accès et fait avorter la
crise. Le médicament a toujours réussi à arrêter les douleurs ; la malade en prend
jusqu'à 18 gouttes à la fois, sans inconvénient, et ayant à plusieurs reprises, malgré
ma défense, pris son remède pendant ses règles, a toujours vu la douleur cesser
rapidement sans que l'écoulement menstruel fût troublé.

Dans le cas de madame D... le bromhydrate de quinine, 50 centigrammes dans
l'espace d'une demi-heure, n'avait amené qu'un soulagement passager, la crise
avait repris plus violente que jamais quelques heures plus tard.

OBS. III. — Mademoiselle G..., 76 ans, atteinte d'insuffisance mitrale, de douleurs dans le côté droit de la tête à retour irrégulier. Comme dans les cas précédents
la teinture de gelsemium arrête constamment la douleur si elle est prise au début, la dose prescrite n'est que de 6 gouttes à la fois.

OBS. IV. — Madame R..., 62 ans, Berg-de-Four, dyspepsie flatulente, une
névralgie scapulaire, amendée par le bromhydrate de quinine administré à l'intérieur ou en injections sous-cutanées, mais toujours reparaissant, ne semble pas
être utilement modifiée par 8 gouttes de gelsemium prises trois fois par jour.

OBS V. — M. S..., 56 ans, névralgie faciale droite, datant de 20 ans, qui a résisté à
tous les traitemens, même aux injections irritantes de Luton (de Reims),

1 gramme de nitrate d'argent pour 5 grammes d'eau. La douleur qui, au dire du malade, ne cesse jamais plus d'une minute, résiste à la teinture de gelsemium, portée graduellement à 10 gouttes par jour en trois fois.

Obs. VI. — Madame N..., 32 ans. Névralgie faciale double venue à la suite du sevrage, enlevée par 8 gouttes de gelsémium trois fois par jour.

Obs. VII.—Madame N...,29 ans. Nervosisme, douleur hémicrânienne accompagnée de vomissements durant de un à trois jours, et obligeant la malade à garder le lit ou la chambre pendant ce temps. Cette suite de migraine, à peu près régulièrement bimensuelle, a jusqu'ici avorté chaque fois que la malade a pris 10 gouttes de gelsemium au début de la crise. Le gelsemium n'a pas d'influence sur l'écoulement menstruel lors même qu'il est pris au début des règles ou pendant le flux cataménial.

Obs. VIII.—M. F..., 50 ans. Vertige avec bourdonnements d'oreille du côté droit revenant à des époques indéterminées toujours sous l'influence d'une indigestion ou simultanément avec elle. Le symptôme céphalique cède à l'administration de 10 gouttes de gelsemium répétée trois fois par jour.

Obs. IX. — Mademoiselle A..., 28 ans. Tempérament lymphatique à l'extrême, névralgie intercostale droite, amélioration notable sous l'influence de 8 gouttes de gelsemium, trois fois par jour.

Obs. X. — Madame G..., 32 ans. Carouge, en traitement pour une affection utérine. Le 7 février elle m'envoie son mari demander l'indication d'un remède pour une névralgie dentaire intense. Contrairement à mes habitudes, mais connaissant l'innocuité du gelsemium à petite dose, je prescris, sans voir la malade, 10 gouttes trois fois par jour débitées au milieu de la douleur. Madame G..., que je revois trois jours après, me dit qu'elle a été presque instantanément soulagée.

On peut lire aussi dans *The Lancet*, 1875, plusieurs observations publiées par le Dr Spencer Thompson à propos de névralgies qu'il a guéries par la teinture de Gelsemium.

1° Il raconte que le 20 du mois de juin 1875 une domestique vint le consulter pour une odontalgie qui la faisait horriblement souffrir depuis trente-six heures. Rien jusque-là n'avait pu la soulager, et elle n'avait pas trouvé de dentiste pour lui arracher une dent qui était un peu cariée et qui lui semblait être la cause de ses souffrances. Il lui donna sur-le-champ une bouteille de teinture de Gelsemium en lui prescrivant d'en prendre 20 gouttes immédiatement et 20 autres gouttes deux heures après, si elle ne se trouvait pas soulagée après avoir pris la première dose. La malade, qu'il revit le lendemain, lui dit qu'elle éprouva deux heures après l'ingestion du médicament un grand soulagement qui avait persévéré.

2° Il raconte comme second fait qu'un monsieur qui, sans lui avoir demandé son avis, avait pris 30 gouttes de la teinture à la fois, éprouva pendant une heure ou deux quelque incertitude de la vision, mais fut complètement guéri d'une violente attaque de névralgie dentaire dont il souffrait et qui ne reparut plus.

3° Le Dr Spencer Thompson cite encore le cas d'une jeune dame à qui il donna pendant la nuit 40 gouttes de teinture pour une attaque de névralgie très-douloureuse qui affectait plus particulièrement la branche auriculo-temporale gauche du nerf maxillaire inférieur gauche. Mais chez cette dame il ne réussit pas à faire cesser complètement la douleur qui diminua beaucoup cependant.

4° Enfin il raconte encore qu'il donna le Gelsemium à une dame qui souffrait terriblement de névralgie localisée sur les nerfs dentaires inférieurs, les nerfs orbitaires et frontaux, et qu'il réussit dans ce cas à faire cesser la douleur du maxillaire inférieur, mais point celle des nerfs frontaux et orbitaires.

On rapporte, en outre, dans le *Medical Times and Gazette*, les faits suivants :

1° 5 gouttes de teinture de Gelsemium données pendant trois jours de suite à un homme de 30 ans qui souffrait depuis une semaine de névralgie du nerf sous-orbitaire droit qu'on avait traitée sans succès par le sulfate de quinine et la pommade à la vératrine le guérirent complètement.

2° Une femme qui souffrait d'une névralgie brachiale du côté gauche depuis plus de dix-huit mois, qui avait résisté à un grand nombre de médicaments, se guérit en prenant 5 gouttes de teinture pendant six jours de suite.

3° Deux autres névralgies attaquant les nerfs de la cinquième paire furent rapidement guéries par la teinture de Gelsemium à la dose de 5 et 10 gouttes pendant quelques jours.

4° Un homme de 60 ans, qui avait une névralgie sciatique très-ntense du côté droit qui l'avait rendu complètement impotent et confiné aü lit, se guérit très-vite en prenant trois fois par jour 8 gouttes de la teinture, car quinze jours après avoir commencé ce régime, il était capable de se promener avec un bâton.

5° D'un autre côté, le Gelsemium échoua complètement dans deux cas de rhumatisme musculaire et dans un cas d'hémicrânie qui durait depuis déjà longtemps.

Ces cinq observations, rapportées par le *Medical Times and Gazette*, ont été publiées par le Dr Suraszc, de l'Université d'Heidelberg, dans le *Centralblatt* du mois de juillet 1875.

CONCLUSIONS.

Suivant les auteurs américains et anglais, la racine de gelsemium posséderait des vertus antinévralgiques et antipyrétiques
merveilleuses; elle aurait, suivant les observations qu'ils ont rapportées, surtout eu un plein succès dans les cas de névralgie dentaire. L'assertion de ces auteurs sur ce dernier point ne me semble
pas douteuse; car dans ma dixième observation, relative aussi à
un cas de névralgie dentaire, le malade, une heure après avoir
pris de la teinture de gelsemium, sentit sa douleur disparaître
complètement. L'effet sédatif, dans ce cas, avait été, pour ainsi
dire, immédiat. Suivant moi, le gelsemium, dans les névralgies
de la cinquième paire, agirait tout d'abord sur les nerfs dentaires,
ensuite son action calmante se propagerait aux autres filets des
nerfs émergeants du ganglion de Gasser. Les observations que
j'ai moi-même recueillies, ainsi que celles des médecins étrangers,
ne laissent pas de doute que les névralgies des nerfs frontaux,
temporaux, sus et sous-orbitaires sont, si elles ne sont pas toujours abolies, certainement amoindries par l'action du gelsemium.
Passant maintenant rapidement en revue l'effet sédatif que produit ce médicament sur les autres névralgies du tronc et des
membres inférieurs, je m'arrêterai tout d'abord sur la névralgie
du plexus brachial.

Le gelsemium, en effet, comme je l'ai relaté dans ma thèse, dans
la deuxième observation rapportée par le *Medical Times and Gazette*,
a complètement guéri au bout de six jours une femme qui souffrait d'une névralgie brachiale depuis plus de dix-huit mois.

Passant ensuite à la névralgie intercostale, ce médicament paraît
aussi agir d'une manière efficace contre les douleurs siégeant sur

le trajet des nerfs intercostaux. En effet, dans ma dixième observation relative à un cas de ce genre, le gelsemium, administré pendant huit jours, guérit complètement la malade. M. Cordes, de Genève, a publié aussi un cas de névralgie intercostale, améliorée notablement par lui.

Les névralgies ilio-lombaires paraissent aussi s'amoindrir de beaucoup par l'administration de ce médicament, ma neuvième observation en est une preuve. La malade qui en fait le sujet se trouva tout à fait guérie après avoir pris pendant onze jours consécutifs la teinture de gelsemium.

Les névralgies sciatiques paraissent résister un peu plus énergiquement que les autres névralgies à l'effet calmant de cette teinture; car chez le malade qui fait le sujet de ma sixième observation, il n'y eut pas de diminution notable de la douleur pendant les trois jours qu'on lui donna le gelsemium, et il ne se trouva soulagé que par l'application d'un long vésicatoire qui s'étendait sur le trajet de son grand nerf sciatique, depuis la fesse jusqu'au pied.

Cependant le malade de ma cinquième observation, qui présentait quelques points douloureux suivant la direction de son nerf sciatique, particulièrement au niveau de la grande échancrure sciatique, de la tête du péroné, de la malléole externe, et, en outre, qui avait un peu de névralgie du nerf crural qui se faisait sentir au niveau de la région lombaire et de la face antérieure de la cuisse, se trouva à peu près guéri par la teinture de gelsemium.

Le Dr Ortille, de Lille, réussit aussi néanmoins à guérir un malade qui souffrait depuis longtemps d'une sciatique qui avait résisté à toutes sortes de moyens thérapeutiques.

Le Dr Suraszc, de l'université d'Heidelberg, de son côté, cite aussi, dans le *Centralblatt* du mois de juillet 1867, un cas de guérison de névralgie sciatique par ce médicament.

En résumé, je crois que le gelsemium est un sédatif puissant contre les névralgies, contre celles, surtout, qui ne revêtent pas la forme congestive, c'est-à-dire qui ne s'accompagnent pas de véritable fluxion locale dans le point malade, avec turgescence des vaisseaux, gonflement et chaleur appréciables, augmentation des sécrétions. Je pense aussi que l'action du gelsemium s'exerce surtout sur les névralgies des parties supérieures du corps, en allant en diminuant d'intensité, de haut en bas.

Ainsi, les névralgies faciales, et parmi elles les névralgies dentaires, seraient les plus influencées par ce médicament ; puis viendraient, par ordre de résistance à son action, successivement les névralgies du plexus brachial, intercostales, ilio-lombaires, crurales et sciatiques. Ceci peut d'ailleurs s'expliquer assez facilement d'après les expériences que j'ai pratiquées sur les animaux. En effet, il arrivait chez eux, chaque fois que je faisais sous leur peau des injections de teinture de gelsemium, qu'au commencement des phénomènes de l'intoxication les muscles de la tête, du cou, des membres supérieurs, se paralysaient plus vite que ceux des parties postérieures qui n'étaient atteintes seulement que quelque temps après. Or, puisque, à des doses toxiques, le gelsemium dirige son action paralysante tout d'abord sur les nerfs des parties supérieures du corps, pourquoi, à doses médicamenteuses n'agirait-il pas aussi de cette façon, c'est-à-dire plus vite et d'une manière plus efficace sur les névralgies des parties supérieures du corps que sur celles des parties inférieures ?

Le gelsemium a donné aussi, à côté des névralgies, de bons résultats dans le traitement des hémicrânies. J'en rapporte une observation et je cite à l'appui, dans ma thèse, plusieurs cas de ce genre traités avec succès à l'étranger. Les auteurs américains et anglais assurent encore qu'il agit aussi contre certaines névroses, contre la chorée, par exemple. Quant à moi, je suis porté à croire ce qu'ils rapportent, mais je ne peux corroborer leur assertion, n'ayant pas eu occasion de traiter un choréique de cette façon. Le gelsemium, suivant eux, est aussi un antipyrétique. En effet, dans les expériences que j'ai faites sur des lapins, j'ai bien constaté qu'à mesure que les phénomènes d'intoxication se produisaient, la température diminuait, mais, dans ces cas, la diminution de la température n'était bien sensible que quand la paralysie avait gagné les pattes antérieures et postérieures ; c'est pourquoi je ne voudrais pas me hasarder, chez des malades atteints d'affections aiguës avec une température élevée, comme de pneumonie, de fièvre typhoïde, de rhumatisme articulaire aigu, par exemple, à donner le gelsemium à dose considérable, de peur de voir survenir chez eux les mêmes accidents que chez les animaux, les doses médicamenteuses suffisant à peine, chez l'homme, à abaisser de plus d'un ou de deux dixièmes de degré la température du corps, d'après ce que j'ai pu constater moi-même en prenant maintes et maintes fois la température des malades avant et après leur avoir donné le médicament.

Les auteurs étrangers disent aussi que chaque fois que l'on instille de la teinture de gelsemium dans l'œil, il se produit bientôt après une dilatation de la pupille, une action, de ce côté, semblable à celle de la belladone. Pour ma part, je ne crois pas, comme l'avancent ces auteurs, que le gelsemium produise la mydriase, car j'ai plusieurs fois instillé dans les yeux des malades soit de la teinture, soit de la solution d'extrait aqueux, et je n'ai jamais trouvé ensuite de différence notable entre la pupille de l'œil sur lequel j'expérimentais et celle de celui que je laissais tranquille.

En résumé, je crois que le gelsemium sempervirens employé avec succès depuis quelques années déjà dans la pratique médicale américaine, depuis lors en Angleterre, en Allemagne et en Suisse, enfin, en France tout récemment, par M. Dujardin-Beaumetz, dans son service à l'hôpital Saint-Antoine, doit être considéré :

1º Comme un médicament antinévralgique précieux ;

2º Comme un médicament ayant à la fois une action toxique et physiologique indiscutable et de toute évidence.

A ce titre, il est digne, suivant moi, d'entrer dans le domaine de la thérapeutique française, et de prendre rang parmi les substances ayant de l'action contre la douleur, telles que les narcotiques, et particulièrement les solanées vireuses, l'opium, la térébenthine, etc.

Paris. — A. PARENT, imprimeur de la Faculté de Médecine, rue M.-le-Prince, 29-31.

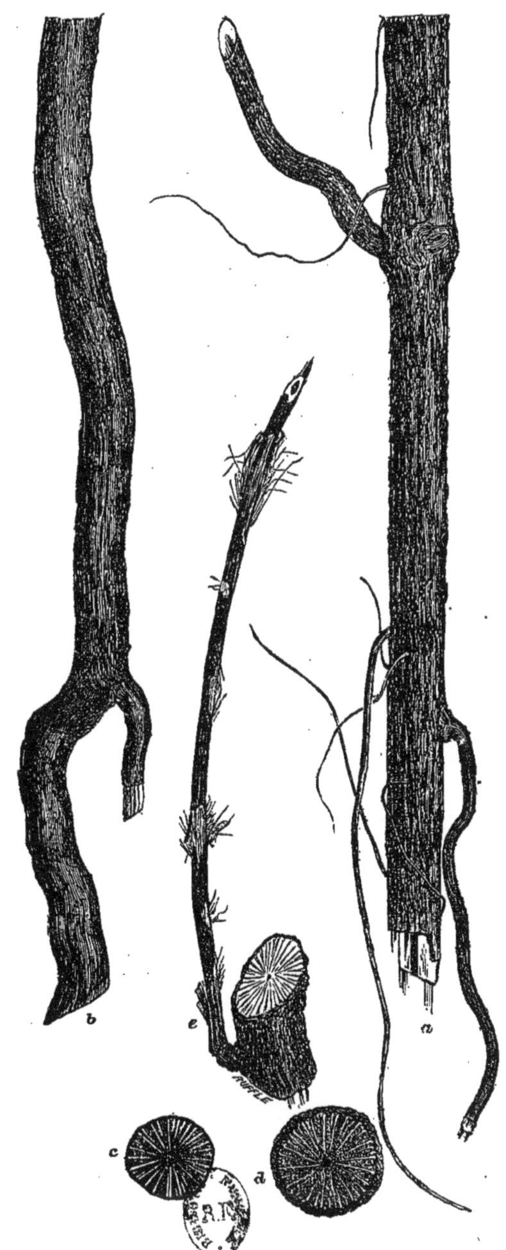

Fig. 1. — Racine de Gelsemium.

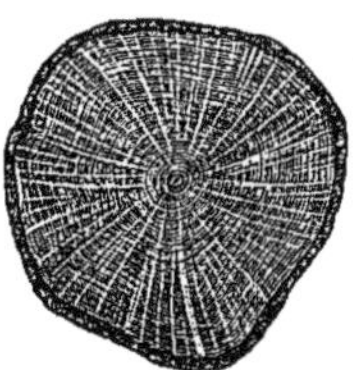

FIG. 2. — Section transversale de la racine de Gelsemium
(d'après M. de Lanessan).

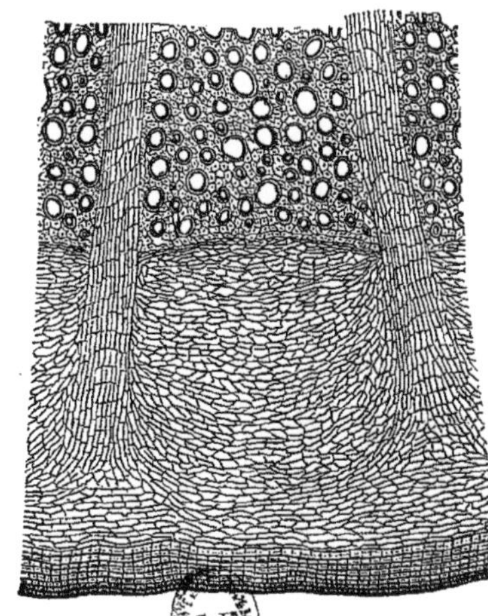

FIG. 3. — Racine de Gelsemium, coupe transversale (d'après M. de Lanessan).

www.ingramcontent.com/pod-product-compliance
Ingram Content Group UK Ltd.
Pitfield, Milton Keynes, MK11 3LW, UK
UKHW021003220726
13924UKWH00002B/875